# BEI GRIN MACHT SICH IHR WISSEN BEZAHLT

**Bibliografische Information der Deutschen Nationalbibliothek:**

Die Deutsche Bibliothek verzeichnet diese Publikation in der Deutschen National-bibliografie; detaillierte bibliografische Daten sind im Internet über http://dnb.d-nb.de/ abrufbar.

**Impressum:**

Copyright © 2015 GRIN Verlag
Druck und Bindung: Books on Demand GmbH, Norderstedt Germany
ISBN: 9783656946168

**Dieses Buch bei GRIN:**

https://www.grin.com/document/298431

**Christine Pöschl, Ronald Schatka, Attila Czirfusz**

# Gutachterliche Expertise aus "Public Health"-Betrachtung mit Schwerpunkt Diabetes und Demenz in Österreich

GRIN Verlag

**GRIN - Your knowledge has value**

Der GRIN Verlag publiziert seit 1998 wissenschaftliche Arbeiten von Studenten, Hochschullehrern und anderen Akademikern als eBook und gedrucktes Buch. Die Verlagswebsite www.grin.com ist die ideale Plattform zur Veröffentlichung von Hausarbeiten, Abschlussarbeiten, wissenschaftlichen Aufsätzen, Dissertationen und Fachbüchern.

Autoren: Mag(FH)PhDr.Christine Pöschl, Mag(FH) Ronald Schatka, Prof. MUDr. Attila Czirfusz, St. Elisabeth Universität Bratislava

**Gesundheitsberatung im Rahmen der Pflegegeldeinstufung in Österreich - eine Gutachterliche Expertise aus Public-Health Betrachtung mit Schwerpunkt Diabetes und Demenz.**

Wissenschaftliche Arbeit

## ABSTRACT

Diese wissenschaftliche Arbeit beschäftigt sich mit der Frage wie wichtig ist die Beratung von Pflegegeldbeziehern und deren pflegenden Angehörigen im Rahmen der Pfleggeldeinstufung. Die Beratung von Angehörigen mit von Personen mit Demenz oder Diabetes bedürfen einer besonderen Zuwendung im Rahmen der Gesundheitsberatung durch Gutachter.

Aufbauen auf den Expertengesprächen werden der Beratungsbedarf und die Beratungsangebote dargestellt.

Der Beitrag stellt eine theoretische und praktische Gesundheitsberatung im Rahmen der Pfleggeldeinstufung dar. Diese Grundlage kann als Aus- und Weiterbildungsprogramm für Gutachter dienen.

### Schlüsselwörter

Pflegegeldbezieher, pflegende Angehörige, Pflegegeldeinstufung, Gesundheitsberatung, Gutachter.

# Inhalt

Um eine leichtere Lesbarkeit zu garantieren, wurde eine geschlechtsneutrale Formulierung gewählt. Sämtliche personenbezogenen Bezeichnungen gelten daher für beide Geschlechter und sollen keinesfalls eine Diskriminierung darstellen. Bei wörtlichen Zitaten wurde die Schreibweise der Originalfassung übernommen

# 1. EINLEITUNG

Die vorliegende Studie befasst sich mit der Frage, wie pflegende Angehörige von pflegebedürftigen Menschen im Rahmen der Pflegegeldeinstufung durch spezifische Beratung unterstützt werden können. In diesem Zusammenhang gehen wir aus der Sicht von Public Health auch der Frage nach, welche Beratungsangebote von Gesundheits-und Krankenpflegepersonen geleistet werden.

Zunächst beschreiben wir das Thema pflegende Angehörige und pflegebedürftigen Menschen basierend auf Erkenntnissen aus der Gesundheitswissenschaft: Wie lässt sich Gesundheitsberatung für pflegebedürftige Personen im Rahmen der Pflegegeldeinstufung beschreiben, welche Themenbereiche werden erfasst und wie können diese umgesetzt werden. Vor welchen Herausforderungen stehen pflegende Angehörige, aber auch welche Erfahrungen können bei der Pflegegeldeinstufung berücksichtigt werden.

## 1.1. Grundlegende Begriffserklärungen
### Definition pflegende Angehörige:

Mehr als 80 % der älteren und pflegebedürftigen Menschen in Österreich werden im häuslichen Bereich von Angehörigen pflegerisch betreut. In einer Studie über die Situation pflegender Angehöriger des Österreichischen Bundesinstitutes für Gesundheitswesens (ÖBIG) wurde folgende Tatsache festgehalten:

„Pflegende Angehörige verfügen oftmals über kein Verständnis für ihre Selbstpflege. In der Pflege- und Betreuungszeit stellen pflegende Angehörige ihre eigenen Bedürfnisse und ihre persönliche Lebensqualität hinten an. Sie müssen für den zu Pflegenden bzw. die zu Pflegende da sein und erlauben sich aus Sorge um eine etwaige Nichtversorgung des bzw. der Angehörigen nicht, krank zu werden. Erst wenn die Pflege- und Betreuungssituation beendet ist, kann die bzw. der pflegende Angehörige wieder ihre bzw. seine Bedürfnisse, Wünsche und Probleme beachten. Dieses Loslassen bringt aber auch oft unterdrückte oder übergangene gesundheitliche Probleme an den Tag. Jetzt erst lässt es die bzw. der pflegende Angehörige zu, krank zu werden.

Durch die Schaffung eines Bewusstseins für Selbstpflege schon während der Pflege- und Betreuungsleistung kann diesen Sekundärerkrankungen vorgebeugt werden. Pflegende Angehörige erhalten dadurch auch ein mehr an Lebensqualität während und nach ihrer Pflege- und Betreuungsleistung. Es können dadurch aber auch sekundär anfallende Gesundheitsausgaben gesellschaftlich angespart werden (ÖBIG, 2005, S. 60 - 61)."

**Definition Gesundheitsberatung:**

Jeder Patient braucht Informationen, fachlichen Rat und Unterstützung, um seine gesundheitliche Situation richtig einzuschätzen und zu verstehen. Nur dann kann er selbstständig und aktiv seine eigene Gesundheit fördern und erhalten. Um dieses Bestreben zu erreichen, bedarf es Patientenschulungen (Klug-Redmann 1996, S.11) definiert den Begriff Patientenberatung folgendermaßen: Patientenberatung ist der Schulungsvorgang, durch den eine Veränderung im Verhalten oder im Wissen von Patienten zu erreichen sind.

Die Gesundheitsberatung ist gesetzlich nicht verankert. Es sollen daher die angestrebten Ziele der Gesundheitsberatung u.a. eine Verbesserung des Wissens über das Krankheits- und Behandlungsbildes, Ansporn zu Eigenaktivierung, Steigerung der Behandlungsmotivation, Überwachung der Krankheitsaktivität und eine verbesserte Lebensqualität erreicht werden (Hasche 1996, S. 280; Lamparter-Lang 1997, S. 12).

## 1.2. Fehlende Anerkennung

Leider erfahren die meisten pflegenden Angehörigen tagtäglich, dass sie für ihre Arbeit wenig oder gar keine Anerkennung von Seiten der Familie, Nachbarn und der Gesellschaft erhalten. Die Pflege wird als eine Selbstverständlichkeit hingenommen.

Belastend für die pflegenden Angehörigen ist es, wenn Lob und Anerkennung ausbleiben. Eine Enttäuschung erleben manche Angehörige, wenn ihre Geschwister zu Besuch kommen und die ganze Aufmerksamkeit des pflegebedürftigen Elternteils auf sich ziehen, während die von ihnen erbrachte Pflege als Selbstverständlichkeit angesehen wird (ÖBIG 2005: In: Zur Situation pflegender Angehöriger, S. 263).

In den nächsten Abschnitten werden zentrale Fragen zur Beratung beschrieben und die Deratungsangebote vorgestellt. In die Beschreibung der in Österreich vorhandenen Beratungsangebote fließen die Ergebnisse von empirischen Studien ein.

Basierend auf den Ergebnissen dieser wissenschaftlichen Arbeit formulieren die Autoren Empfehlungen zur Gestaltung von Beratungsangeboten für pflegende Angehörige. Über die einzelnen Beratungsangebote hinausblickend werden abschließend Empfehlungen diskutiert, die sich auf systemischer Ebene mit der Vernetzung einzelner Angebote und mit dem Weg hin zu einer qualitativ hochwertigen Pflegegeldeinstufung auseinandersetzten als Antwort auf die Herausforderungen, die Pflegebedürftigkeit nicht nur als medizinische, sondern auch als präventive Maßnahme zu sehen.

# 2. METHODIK DES FORSCHUNGSPROJEKTES

Die vorliegende wissenschaftliche Arbeit geht der Frage nach, wie pflegende Angehörige durch Pflegegutachter beraten werden können. Zunächst geben wir einen Überblick über die Methodik des wissenschaftlichen Projekts. Der nächste Abschnitt beschäftigt sich mit Fragen der Pflegegeldeinstufung und Gesundheitsberatung. Daran anschließend gehen wir auf die Situation von pflegenden Angehörigen ein. Die vorhandenen Beratungsangebote werden beschrieben. Den Abschluss bilden Empfehlungen zur Beratungskunst und Überlegungen zur Beratung als Intervention in der Pflegegeldeinstufung.

Der folgende Abschnitt beschreibt die methodische Vorgangsweise. Zur Erschließung des Themas wurde zunächst eine Literaturrecherche zum Thema Beratung von Angehörigen von pflegebedürftigen Personen und eine Suche nach spezifischen Beratungsangeboten durchgeführt. Diese Recherchen wurden im Verlauf der Studie themenspezifisch vertieft. Aufbauend auf den Ergebnissen der Literaturrecherche wurden erste Ziele formuliert, die in einem Gespräch mit Expertinnen validiert wurden. Darüber hinaus dienten diese Kontakte mit Expertinnen auch dazu, Zugang zum Feld Interviewpartnern aus den Reihen der Pflegegutachter zu finden. Mit diesen Gutachtern wurden insgesamt fünf Expertengespräche geführt. Diese Interviews wurden einerseits thematisch ausgewertet, andererseits wurden Informationen aus den Gesprächen dazu genützt, eine Darstellung diverser Beratungsangebots zu dokumentieren. Die Auswahl der Beratungsangebote, die im Zuge dieser Studie näher beschrieben werden, folgt einer von Gröning (2006) entwickelten Typologie, die basierend auf den Ergebnissen dieser Studie erweitert wurde. Ein weiterer Expertenworkshop diente der Validierung der Ergebnisse aus der Literaturrecherche und den Interviews mit den Gutachtern.

## 2.1. Literaturrrecherche

Die Literaturrecherche zur Beantwortung der Forschungsfragen wurde in den Datenbanken CINAHL, Lisk (Carelit), Gerolit, Medline-Pubmed, Subido und DissOnline durchgeführt. Ergänzend erfolgte eine Internetabfrage in Google scholar und beim Kuratorium Deutsche Altershilfe. Bei der Literatursuche wurden die Suchbegriffe „Altenpflege, Pflegeeinstufung, Pflegebedarf, Pflegebedürftigkeit, Pflegegeld, Selbständigkeit, Angehörige und Begutachtungsverfahren" in verschiedenen Kombinationen verwendet. In die Suche eingeschlossen wurden Bücher und Artikel im Veröffentlichungszeitraum von 2005 bis 2015.

**Experteninterviews mit Pflegegutachtern**

Die im Zuge der Literaturrecherche erhobenen Beratungsangebote wurden - zunächst innerhalb der Systematik nach Katharina Gröning (2010), vier Kategorien von Beratung zugeordnet. Als nächsten Schritt wählten die Forscherinnen beispielhafte Angebote aus und führten mit Gutachtern Experteninterviews durch (Flick 2010). Die interviewten fünf Pflegegutachter sind alle als Pflegegeldgutachter tätig. Drei Personen davon sind in einer Leitungsfunktion tätig. Zwei weitere Personen sind als Dozenten in einer Fachhochschule tätig. Die Fragen waren auf die Beschreibung der jeweiligen Beratungsmöglichkeit im Rahmen der Pflegegeldeinstufung für pflegenden Angehörigen ausgerichtet.

Die Gutachter wurden schriftlich bzw. telefonisch kontaktiert und um Zustimmung zu einem Interview gebeten. Alle angefragten Experten reagierten positiv auf dieses Ansuchen. Die Expertengespräche dauerten etwa eine Stunde und wurden dokumentiert.

**Auswertung der theoretischen Ergebnisse**

Das Gutachterinterview und der Validierungsworkshop dienten der Diskussion der ersten Erkenntnisse auf Basis der Auswertung der bis zu diesem Zeitpunkt gesichteten Literatur. Beide lieferten wichtige Hinweise zur weiteren Vertiefung der Literaturrecherche. Darüber hinaus wurden diese Kontakte mit den Gutachtern dazu genutzt, die Erfahrungen in Österreich zu vertiefen.

In einem Workshop wurden die Ergebnisse der Gespräche und Erhebungen bei die Möglichkeiten der Gesundheitsberatung diskutiert.


## 2.2. Grundprinzipien des Pflegebedarfs in Österreich

„Das Pflegegeld wurde im Rahmen der Pflegevorsorgonourogolung als ungobundono Geldleistung zur pauschalisierten Abdeckung der pflegebedingten Mehraufwendungen der betroffenen Personen eingeführt. Um den individuellen Pflegebedürfnissen gerecht zu werden, gibt es 7 Pflegegeldstufen. Voraussetzung für die Gewährung ist ein ständiger Pflegebedarf von mindestens 50 Stunden monatlich für voraussichtlich mehr als 6 Monate und ein ständiger Aufenthalt in Österreich" (Zweimüller, 2007, S. 40).

„Die Auszahlung des Pflegegeldes ist unabhängig von Einkommen, Vermögen und Ursache der Pflegebedürftigkeit und erfolgt an die pflegebedürftige Person selbst. Lediglich im Falle eines Aufenthaltes in einem Alten- oder Pflegeheim geht das Pflegegeld bis zur Höhe der Verpflegungskosten, aber maximal bis 80 % des gewährten Pflegegeldes direkt an den Kostenträger über. Bei einem Aufenthalt in einer Krankenanstalt ruht für diesen Zeitraum das Pflegegeld zur Gänze, sofern ein Sozialversicherungsträger die dadurch entstehenden Kosten trägt" (Zweimüller, 2007, S. 41).

„Seit 1995 existiert in Deutschland eine eigene Pflegeversicherung zur Finanzierung der Langzeitpflegeausgaben. Analog zur deutschen Krankenversicherung gibt es gesetzliche (soziale) und private Pflegeversicherungsträger, wobei gesetzlich Krankenversicherte auch den gesetzlichen Pflegeversicherungsanstalten angehören. Wer jedoch privat krankenversichert ist, ist zum Abschluss einer privaten Pflegeversicherung verpflichtet. Es besteht eine allgemeine Versicherungspflicht, wodurch beinahe die gesamte Bevölkerung pflegeversichert ist" (Zweimüller, 2007, S.51).

„Zur Entlastung der Arbeitgeber wurde mit der Einführung der Pflegeversicherung ein gesetzlicher Feiertag als Kompensation der Mehraufwendungen abgeschafft.

Leistungsansprüche aus der Pflegeversicherung sind unabhängig vom Alter der/des Anspruchsberechtigten, Anspruchsvoraussetzung für Leistungen aus der Pflegeversicherung ist ein durch ein Gutachten vom medizinischen Dienst der Krankenkassen festgestellter Pflegebedarf von mindestens 6 Monaten und eine Vorversicherungszeit von 5 Jahren binnen der letzten 10 Jahre vor der Pflegebedürftigkeit. Die Leistungen sind im Allgemeinen gesetzlich festgeschrieben und folglich unabhängig von der Versicherungsanstalt. Des Weiteren werden sowohl Geld- als auch Sachleistungen erbracht, wobei die pflegebedürftigen Personen zwischen diesen Leistungsarten frei wählen können und Kombinationen von Geld- und Sachleistungen ebenfalls möglich sind" (Zweimüller, 2007, S.51).

Langfristig müssen professionelle und differenzierte Angebote in der ambulanten und stationären pflegerischen Versorgung entwickelt und umgesetzt werden, die an den spezifischen Bedarfslagen ansetzen und in der Lage sind, prekäre Netzwerklagen zu kompensieren. Es wird empfohlen, Programme und Maßnahmen zu initiieren und zu fördern, die in der ambulanten Versorgung überwiegend als Bringdienst organisiert und gestaltet sind, um die Erreichbarkeit und Inanspruchnahme zu erleichtern" (Hasseler M., Görres S., S. 136):

-    systematische Anleitung und Beratung – fokussiert auf Bedarfe und Bedürfnisse definierter Gruppen von Pflegebedürftigen und deren Angehörigen
-    differenzierte und flexible Angebote in der ambulanten Versorgung, z.B. Nacht- und Wochenendpflege, Urlaubspflege als Bringdienst
-    differenzierte präventive Angebote zur Verhinderung und Verzögerung von Pflegebedürftigkeit bzw. zur Erhaltung der Mobilität und selbständigen Lebensführung, z.B. in Form von präventiven Hausbesuchen
-    Aufbau und Förderung der ambulanten Primärversorgung bspw. durch Family-Health-Nurses oder Public Health Nurses
-    spezielle Gesundheitsförderungsprogramme für pflegende Angehörige
-    Leistungsangebote, die formelle und informelle Leistungsangebote miteinander verbinden.

## 2.3. Empfehlungen des Rechnungshofes

Zusammenfassend hob der RH die nachfolgenden Empfehlungen hervor (Berichte Bund 2009/9).

- Es wäre in regelmäßigen Abständen zu prüfen, welche Daten aus der Vollziehung für eine Evaluierung der tatsächlichen Auswirkungen des Pflegegelds bzw. der Lebensumstände der Pflegegeldbezieher genutzt werden können.

- Im Sinne eines einheitlichen Vollzugs wären die Einstufungskriterien genauer zu definieren sowie besonderer Wert auf eine einheitliche und gründliche Schulung der Gutachter sowie auf ihre rechtliche Kontrolle zu legen.

- Eine gute Beratung im Vorfeld für Multiplikatoren, wie z.B. Landessozialreferenten, Berater in Krankenhäusern oder Pflegeheimen, könnte dazu beitragen, aussichtslose Anträge und die dadurch verursachten Kosten zu reduzieren.

- Es wären regelmäßig Auswertungen über die Einstufungen durchzuführen und zu diesem Zweck Diagnosen sowie Betreuungs– und Hilfestellungskategorien zu erfassen.

- Die Unterschiede in den Ergebnissen der Gerichtsverfahren und ihre Ursachen wären im Hinblick auf eine einheitliche Pflegegeldgewährung genau zu analysieren.

- Aus Rücksicht auf die Pflegebedürftigen wäre die Sonn– und Feiertagsruhe grundsätzlich einzuhalten. An diesen Tagen sollte eine Begutachtung nur ausnahmsweise und auf deren ausdrücklichen Wunsch — der auch entsprechend zu dokumentieren ist — durchgeführt werden.

- Die Einschulung der Gutachter wäre zu standardisieren.

- Die Diagnose von Demenz wäre bei der Begutachtung nachvollziehbar zu dokumentieren.

- Die Erfassung der Personalressourcen für Pflegegeld wäre zu aktualisieren, um eine zuverlässige Grundlage für die Beurteilung des Ressourceneinsatzes im Bereich Pflegegeld zu erhalten.


Bei Bezug von Pflegegeld ist der Pflegebedürftige verpflichtet, sich in regelmäßigen Abständen von einer zugelassenen Pflegeeinrichtung beraten zu lassen. In den Pflegestufen I und II ist die Beratung halbjährlich, in der Pflegestufe III vierteljährlich in Anspruch zu nehmen. Die Pflegekasse vergütet diese Beratung, die einen Teil der Qualitätssicherung in der häuslichen Pflege darstellt" (MDS, 2009, S. 163).

## 2.4. Kurzfassung relevanter Studien

Laut einer Evaluierungsstudie nach Schober et al. (2007, S. 18) werden in der Schweiz maximal 60 % der Pflegebedürftigen von Angehörigen zu Hause gepflegt. Im Vergleich zu Angaben aus Deutschland und Österreich liegt dieser Wert deutlich darunter. Professionelle Pflege und Betreuung im häuslichen Bereich wird vorwiegend von der Spitex übernommen, die ein Netz an Stützpunkten für Pflege und Betreuung in der gesamten Schweiz hat. Die Kerndienstleistung nach Aussage der Spitex (2007, S. 18) ist Beratung. „Ein Reformvorschlag des Schweizerischen Gesundheitsobservatoriums bezieht sich auf Beratung von pflegenden Angehörigen und empfiehlt ein qualitativ gutes Beratungs- und Entlastungsangebot für pflegende Angehörige, da gerade im Bereich der Hilfs- und Unterstützungsangebote für pflegende Angehörige große Lücken bestehen. Diese Lücken wurden durch eine 2004 durchgeführte Erhebung bei kantonalen Fachleuten festgestellt" (Schober et al., 2007, S. 18).

„In Summe zeigt sich, dass im deutschsprachigen Raum Beratungsbedarf besteht, der nur teilweise institutionalisiert abgedeckt wird. Gleichzeitig ist es schwierig, die betroffenen Pflegebedürftigen und deren Angehörigen zu erreichen" (Behrens, Langer, 2006, S. 81).

Pflegebedürftige und chronisch kranke Menschen müssen sich mit vielfältigen krankheitsbezogenen Anforderungen und Maßnahmen auseinandersetzen, die an ihre Fähigkeit, für sich selbst zu sorgen und den Alltag zu gestalten, hohe Ansprüche stellen. Sie müssen lernen, sich alltäglich mit den krankheits- und therapiebedingten Anforderungen auseinanderzusetzen und sie in ihr Leben zu integrieren. Neben physischen können in diesem Prozess auch emotionale Belastungen entstehen, die die Krankheitsbewältigung und den Therapieverlauf negativ beeinflussen. Ziel der pflegerischen Versorgung ist es, die betroffenen Personen zu befähigen bzw. zu begleiten, mit diesen Anforderungen umzugehen. Pflegemaßnahmen umfassen dabei die Anleitung, Beratung, Schulung und Begleitung der Personen und die teilweise bzw. vollständige Übernahme der Aktivitäten" (Schaeffer et al., 2008, S. F8 – F19).

## 2.5. Beratungsbedarf von Angehörigen von Menschen mit Demenz und Diabetes

Als eine besondere Form des Bedarfes von Angehörigen kann der Beratungsbedarf gesehen werden. Zu den Themen Beratungsbedarf bzw. Informationsbeschaffung zeigen in Österreich durchgeführte Studien (vgl. Pochobradsky et al 2005), dass ein hoher Bedarf aufseiten der pflegenden Angehörigen besteht: Je nach Studie fühlen sich 35% bis 75% der pflegenden Angehörigen in zumindest einer Frage nicht informiert, wobei der größte Beratungsbedarf zu zentralen Fragen wie mobile Dienste, Pflegegeld, Hilfsmittel und Kurzzeitpflege angeführt wurde. Die Ergebnisse der Studie von Pochobradsky et al (2005) zeigen weiters, dass sich 55% der befragten Angehörigen in Rechtsfragen nicht oder schlecht beraten fühlen, 47% in finanziellen Fragen, 45% zu Schulungsangeboten, und 38% zu Angeboten der Kurzzeitpflege. Der Großteil der Informationen (59%), die betreuende Angehörige erhalten, stammt von Hausärztinnen und -ärzten, 45% stammen von privaten Personen und je ca. 25% von Behörden bzw. Sozialversicherungen sowie ca. 19% von den Anbieterinnen und Anbietern selbst, nämlich von mobilen Diensten. Die Autoren schlussfolgern aufgrund dieser Ergebnisse, dass dringender Handlungsbedarf hinsichtlich Informationsvermittlung und Beratung besteht, um diese Defizite zu beseitigen und eine sozial ungleiche Nutzung von Angeboten aufgrund ungleich verteilten Wissens zu diesen Angeboten zu vermeiden.

Zahlen zur quantitativen Nutzung von Beratungsangeboten liegen für Österreich nicht vor. Im Fünften Bericht zur Lage der älteren Generation (BMFSFJ 2005) werden für die BRD folgende Zahlen genannt: Nur 7% der pflegenden Angehörigen tauschen sich regelmäßig mit professionellen Pflegepersonen aus, 4% nutzen telefonische Beratung, 6% Angehörigen-Cafés und Sprechstunden, 3% professionell begleitete Angehörigengruppen, und 2% privat organisierte Selbsthilfegruppen.

Als Gründe für die Nichtnutzung von vorhandenen Entlastungs- und Unterstützungsangeboton durch pflegende Angehörige führen Pochobradsky et al (2005) an:

- Die Einschätzung der Angehörigen, die Betreuung ohne professionelle Unterstützung meistern zu können, gepaart mit der Unterschätzung des tatsächlichen Aufwands der Betreuung.
- Die Finanzierung der Angebote durch die Angehörigen ist nicht möglich.
- Gesellschaftliche Rollenbilder, die Frauen nach wie vor unhinterfragt die Betreuungsrolle überantworten – dadurch haben die betroffenen Frauen keine Möglichkeit der Entscheidungsfindung, fühlen sich zur Betreuungsübernahme verpflichtet und folgen gleichzeitig dem wahrgenommenen gesellschaftlichen Anspruch, die Betreuung alleine und ohne (professionelle) Unterstützung meistern zu müssen.
- Schamgefühle insbesondere bei älteren Personen, ihnen unbekannten Personen Zugang in ihr privates Umfeld ermöglichen zu müssen.

-   Die fehlende Übereinstimmung von Entlastungs- und Unterstützungsangeboten mit den Wünschen und Bedürfnissen der Betroffenen, v.a. mangelnde zeitliche Flexibilität und mangelnde Orientierung an den psychosozialen Bedürfnissen der pflegenden Angehörigen durch die vorherrschende medizinische und pflegerisch-verrichtungsorientierte Haltung. In ländlichen Gebieten wird auch ein mangelndes Angebot als Grund für die Nichtnutzung angegeben.

In ihrer „Bedarfsanalyse im Hinblick auf die Beratung der pflegenden Angehörigen von Demenzkranken im extramuralen Bereich" im Auftrag des Bundesministerium für Soziales, Arbeit und Konsumentenschutz beantworten die Autoren die Frage, „in welcher Form ein Curriculum zu entwickeln wäre, um Fachpersonen für die Beratungsarbeit mit Angehörigen von Demenzkranken in Abstimmung mit den Prinzipien der Methode Validation nach Feil zu befähigen" (Gattol und Hoppe 2009). Die Autoren führten 5 Gespräche mit Gutachtern. Die daraus entstandene Thematik macht auf folgende wichtige Aspekte aufmerksam:

-   Die Befragten betonen die zentrale Bedeutung von Angehörigen für die Betreuung von Demenzkranken. Ohne Angehörige wäre die Versorgung von Demenzkranken nicht machbar und nicht leistbar.
-   Während in der Beratung zum Thema Diabets häufig primär die Betroffenen im Mittelpunkt stehen, ist es wichtig zu betonen, dass die Angehörigen ebenso einen Beratungsbedarf haben, der sich nicht von dem der Betroffenen unterscheidet.
-   In der Beratung von Angehörigen soll das Prinzip „Hilfe zur Selbsthilfe" leitend sein. In einem Folgeprojekt bezeichnet das Österreichische Institut für Validation dieses Prinzip als „Empowerment" (ÖIV 2012).

# 3. STAND DER FORSCHUNG

Eine der wesentlichen Wirkungen der Beratung von Angehörigen von Demenz und Diabetes ist darauf zurückzuführen, dass diese einen Austausch zwischen Angehörigen (im Sinne von „peers") ermöglicht. Beratung sollte also nach Möglichkeit so gestaltet sein, dass dieser Austausch stattfinden kann.

## 3.1. Unterstützung für Pflegegeldbezieher und ihre pflegenden Angehörigen

Pflegegeldbezieher und ihre pflegenden Angehörigen sollten in ihrer Rolle Wertschätzung erfahren. Diese Wertschätzung äußert sich nicht nur in einem respektvollen Umgang mit ihnen und der Anerkennung ihrer Sorgearbeit, sondern auch darin, dass sie in ihrer Betreuungsrolle Unterstützung erfahren, sowohl auf individueller wie auch auf struktureller Ebene.

Pflegende Angehörige benötigen Informationen zu Demenz oder Diabetes und medizinischen Behandlungsmöglichkeiten, zu Pflege-, Unterstützungs- und Entlastungsangeboten, und zu finanziellen und sozialrechtlichen Fragen.

Entlastungs- und Unterstützungsangebote für betreuende Angehörige umfassen Besuchsdienste, um die Angehörigen stundenweise zu entlasten und/oder um Begleitung bei Behördenwegen anzubieten, Haushaltshilfen und Heimhelferinnen und -helfer, die bei der Haushaltsführung Unterstützung leisten, Pflegepersonen und Fachsozialbetreuerinnen und -betreuer, um bei der Körperpflege und bei medizinisch-therapeutischen Tätigkeiten zu unterstützen, und Tagesbetreuung und Kurzzeitpflege. Insbesondere zur psychischen Entlastung der betreuenden Angehörigen sind Schulungs-, Beratungs- und Bildungsangebote notwendig, die sie dabei unterstützen sollen, die Betreuungssituation und den Betreuungsalltag bestmöglich zu bewältigen (Fenzl 2011).

Seidl et al (2012) schlussfolgern auf Basis der von ihnen erhobenen Daten zu Wünschen und Bedürfnissen von betreuenden Angehörigen, dass Unterstützungsangebote für betreuende Angehörige nur dann diese auch entlasten können, wenn sie sich an den von ihnen geäußerten Wünschen und Bedürfnissen orientieren. Diese Erkenntnis schließt an eine Reihe von Studien an, die zu dem Schluss kommen, dass einerseits Angebote zur Entlastung von Angehörigen effizient sind, was die Gesundheit und das Wohlbefinden der betreuenden Angehörigen anbelangt (Auer et al 2007), und dass andererseits Entlastungs- und Unterstützungsangebote für betreuende Angehörige zu einem längeren Verbleib von Menschen mit Demenz in der häuslichen Umgebung führen (NICE 2007). Beratung in unterschiedlichen Settings, als Einzel- und Gruppenangebot, Schulungsangebote und Selbsthilfegruppen spielen in diesen Unterstützungsangeboten, die jedenfalls multimodal und an den Bedürfnissen der Betroffenen ausgerichtet sein sollten, eine wichtige Rolle.

In den Empfehlungen von Pochobradsky et al. (2005), die sich auf die Situation betreuender Angehöriger allgemein in Österreich beziehen, werden folgende Maßnahmen angeregt, um pflegebedürftigen Menschen einen möglichst langen Verbleib in der häuslichen Umgebung zu ermöglichen und ihre Lebensqualität zu fördern:

- Qualitätssicherung, Beratung und Schulung durch Hausbesuche mit einer Spezialisierung auf bestimmte Personengruppen
- Zurverfügungstellung von niederschwelligen, finanzierbaren Entlastungs- und Unterstützungsangeboten, insbesondere stundenweise Unterstützung

## 3.2. Angehörige von Menschen mit Demenz und Personen mit Diabetes Erkrankung

- Einbeziehung des Betreuungsbedarfs von Menschen mit Demenz und mit Diabetes Erkrankung in die Pflegegeldbegutachtung
- Wissenschaftliche Aufarbeitung der Betreuungssituation von Menschen mit Demenz in Österreich
- Schaffung von alternativen und flexiblen Betreuungsangeboten, wie 24-Stunden Besuchsdienste, Tageszentren, Nachtbetreuung, Kurzzeitpflege, mobile therapeutische Angebote, insbesondere auch in ländlichen Gebieten
- Erarbeitung qualitativer und quantitativer Mindeststandards der Dienste und Einrichtungen, um regional ein leistbares Angebot zu schaffen
- Unterstützung von Selbsthilfegruppen, sowohl finanziell wie auch personell
- Sozialversicherungsrechtliche Absicherung der betreuenden Angehörigen
- Initiierung einer Plattform für pflegende/betreuende Angehörige, um eine umfassende Interessensvertretung auch auf struktureller Ebene zu fördern

Die Empfehlungen des Dialogzentrums Demenz und Diabetes nehmen explizit Bezug auf die Perspektive, aus der Empfehlungen für Entlastungsangebote entwickelt werden und schlagen vor, Entlastung nicht als Trennung zu begreifen, sondern darauf hinzuarbeiten, gemeinsam mit dem Menschen mit Demenz das Leben für alle Betroffenen (also betreuende Angehörige, aber auch professionell Pflegende) gut zu gestalten. Diabetes und Demenz nicht als Erkrankung, sondern das Zusammenleben sollte im Mittelpunkt stehen (Dialogzentrum Demenz 2012a).

## Beratung als spezifisches Unterstützungsangebot

Beratung reagiert als theoriegeleitetes Verfahren auf Änderungen der Lebensverhältnisse und ist in Lebensweltkontexte eingebunden, sie psychologisiert oder individualisiert diese Verhältnisse nicht. Individuelle Problemstellungen (Wahrnehmung, Denken, Fühlen Handeln) werden im sozialen (politischen) Kontext (Beziehungen, Kommunikation, Institutionen etc.) betrachtet. Beratung ist ein präventives und entwicklungsorientiertes auf verschiedene Bedarfe und Problemfelder orientiertes Unterstützungsangebot, sie ist Orientierungs-, Planungs- und Entscheidungshilfe, die auf das Aufzeigen von Ressourcen, Handlungsmöglichkeiten und Chancen fokussiert (Reichel o.D.).

Beratung für Angehörige von Menschen mit Demenz ist definitorisch am ehesten psychosozialer Beratung zuzurechnen, der Fokus liegt auf Belastungen und Einschränkungen (durch äußere Belastungen) und Schaffung von Problemlösekompetenzen (z.B. psychische und soziale Befindlichkeiten herausarbeiten, Verbindung zu sozialen Lebens- und Umweltbedingungen schaffen).

Vor allem die pflegewissenschaftliche Literatur fasst Beratung von Angehörigen auch unter den Begriffen „Schulung" und „Angehörigenedukation". Hier wird nicht trennscharf zwischen den Konzepten abgegrenzt und es zeigen sich einige Überschneidungen. Der Begriff „Schulung" wird meist im Zusammenhang mit eher verrichtungsorientierten Aufklärungsmaßnahmen für betreuende Angehörige verwendet (so auch eine gängige Kritik an diesem Konzept, vgl. Gröning 2006).

## 3.3. Beratungsangebote für Pflegegeldbezieher und pflegende Angehörige

Die Begrifflichkeit der Angehörigenedukation folgt den Entwicklungen im Bereich Patientinnen- und Patientenedukation. Vor allem in der BRD widmen sich Überlegungen der Frage, wie Betroffene, die an einer chronischen Krankheit leiden, bestmöglich unterstützt werden können (Schaeffer, 2008). Im Zuge der Diskussion zu Patientinnen- und Patientenedukation hat sich auch eine alternative Sichtweise auf Bedürfnisse, Haltungen und Handlungsoptionen von Betroffenen ergeben. Sie folgt dem Ressourcenansatz und dem Empowerment und unterscheidet sich in dieser Hinsicht von bisher vertretenen eher defizitorientierten Konzepten. Ähnliches lässt sich für die Angehörigenedukation feststellen.

# 4. SPANNUNGSFELDER UND HERAUSFORDERUNGEN

Wird dem bereits angeführten Verständnis von Beratung gefolgt, eröffnen sich damit auf gesellschaftlicher Ebene unterschiedliche Spannungsfelder, die im Folgenden skizziert werden sollen:

## 4.1. Professionelles Angebot von Gutachern

Beratung findet im Übergangsraum zwischen Privatheit und Öffentlichkeit statt – sie kann somit als „Zwischenstruktur" (Reichel o.D.), als unspezifisches Unterstützungsangebot (Sciborski in Gröning 2010) gedeutet werden. Beratung hat sich aus alltäglichen Hilfeformen entwickelt, sie ist als guter Rat im Alltag selbstverständlich (Nestmann zit. nach Gröning 2010). Auch anhand des Formalisierungsgrads lässt sich Beratung unterscheiden (Sickendiek et al zit. nach Gröning 2010): Anzuführen sind hier (mit absteigendem Grad der Formalisierung) Beratungsstellen, Sprechstunden, und Selbsthilfegruppen. Die Betroffenen suchen Rat und Unterstützung zunächst in der unmittelbaren Lebenswelt – dort ist Beratung niederschwellig zugänglich, lebensweltnah in dem Sinne, dass Probleme im Kontext besprochen werden können, und damit für die Betroffenen leichter nachfragbar. Auch das bei formalisierten Beratungsangeboten notwendige „Sicheinlassen" der Betroffenen auf den professionellen Kontext entfällt in diesem Zusammenhang. Erst wenn die Betroffenen erleben, dass die Probleme nicht mehr in den sozialen Netzwerken bearbeitet werden können, suchen sie Hilfe bei professionellen Beratungseinrichtungen.

Beratung ist somit „überall", damit stellt sich für die in der Beratung tätigen Berufsgruppen die Frage, inwiefern ein unspezifisches Unterstützungsangebot als professionsbezogene Herausforderung gesehen werden kann. Darüber hinaus rücken gerade im Bereich der Beratung von betreuenden Angehörigen drei Themen in den Vordergrund: Erstens das Verhältnis von Fachberatung zu psychosozialer Beratung, zweitens die Frage, welcher Kompetenzen es gerade im Hinblick auf die Thematisierung von Problemen in der Lebenswelt der betreuenden Angehörigen bedarf, und drittens, wie das Verhältnis der Gutachter zu den Pflegegeldbeziehern und betreuenden Angehörigen zu gestalten ist.

### Beratung im Alltag

Beraten und Beraten-Werden sind unscheinbare Vorgänge. Sie gehören zu unserem Alltag, ohne dass es uns bewusst wird. Nicht nur in der Familie, im Freundes- und Bekanntenkreis erleben wir Beratung, sondern auch im täglichen Kontakt mit Vertretern verschiedener Berufe und Institutionen. Beim Einkauf werden wir beraten, beim Friseur und beim Zahnarzt.

Behörden und Dienstleistungsunternehmen sollen uns kompetent beraten. Von Handwerkern holen wir Beratung ein, von Anwälten und Versicherungsvertretern (Lay 2001, S.195). Die Welt ist bunt und vielfältig – wer könnte sich ohne Unterstützung in ihr zurechtfinden?

## 4.2. Ziele in der Gesundheitsberatung

Menschen, die beraten, haben dafür unterschiedliche Motive (Junker 1978,15f). Auch ihr Selbstverständnis, ihre Erfahrungen, ihre Kenntnisse und Fähigkeiten sind sehr unterschiedlich. In einem Punkt scheint sich jedoch eine große Einigkeit zu zeigen: Gutachter sollen möglichst „professionell" beraten. Was ist das: professionelle Beratung? Und wie professionell sind Beratungen, die in der Pflege geleistet werden?

In Anlehnung an Paikert (2000, S. 302) unterscheiden wir alltägliches „Rat-Geben" (nicht-professionelle Beratung) von semiprofessioneller und professioneller Beratung.

Wirkungen beratungsorientierter Interventionen

Hinweise zur Wirkung beratungsorientierter Interventionen auf die Lebensqualität von Menschen mit Demenz finden sich in der Literatur nur spärlich. In zwei Metaanalysen (NICE 2007 und Medical Advisory Secretariat 2008) wurden die Wirkungen von sogenannten „caregiver interventions" auf Gesundheit und Wohlbefinden von betreuenden Angehörigen erhoben – die Ergebnisse dieser beiden Metaanalysen (die allerdings nur die englischsprachige Literatur berücksichtigen) werden im Folgenden referiert. Angemerkt werden muss, dass die im Rahmen dieser Metaanalysen erhobenen und analysierten Interventionen nicht nur Beratungsangebote, sondern eine Vielzahl unterschiedlicher Maßnahmen umfassen, die auch Beratung inkludieren können.

Obwohl die erhobenen Studien aufgrund unterschiedlicher Designs, Forschungsfragen und Ergebnismessungen schwer vergleichbar sind, lassen die Ergebnisse den Schluss zu, dass Interventionen, die betreuende Angehörige als Zielgruppe haben, Wirkungen zeigen, wenn auch in manchen Fällen nur im geringen Ausmaß: Sie können das psychosoziale Wohlbefinden der betreuenden Angehörigen verbessern, ebenso wie sie die Belastungserfahrungen reduzieren können. Unterschiedliche Ansätze zeigen dabei unterschiedliche Wirkungen. So konnte gezeigt werden, dass Schulungsmaßnahmen und Maßnahmen zum Stressmanagement, wie auch jene Interventionen, die nicht nur Angehörige, sondern auch Menschen mit Demenz miteinschlossen, die größte Wirkung auf das psychosozialen Wohlbefinden der betreuenden Angehörigen zeigten. Psychologische Beratung und Therapie und Psychoedukationsprogramme sind wirksam zur Angstreduktion. Komplexe Interventionen, die mehrere Maßnahmen einschließen, scheinen am wirkungsvollsten zu sein, insbesondere was die Reduktion von Belastungserfahrungen von betreuenden Angehörigen betrifft.

Alleinige Informationsvermittlung zum Thema Demenz scheint keine Wirkung auf das psychosoziale Wohlbefinden der betreuenden Angehörigen zu haben.

Auch wenn die Lebensqualität von Menschen mit Demenz und Diabetes nicht im Mittelpunkt der Ergebnismessung der für diese Metaanalysen erhobenen Studien stand, gibt es doch Hinweise, dass Interventionen, die betreuende Angehörige als Zielgruppe haben, auch Wirkungen für Menschen mit Demenz entfalten: Beschrieben werden Verhaltensänderungen, und Verbesserungen hinsichtlich der Alltagsaktivitäten, wie auch eine längere Verweildauer in der häuslichen Umgebung.

Betreuende Angehörige profitieren auch von Information und Beratung, Selbsthilfegruppen und Telefonhotlines. Was die Bedürfnisse von betreuenden Angehörigen insbesondere zum Zeitpunkt der Diagnosestellung anbelangt, werden als prioritär Beratung und Information zum Medikamentenmanagement genannt. Selbsthilfegruppen, die das wechselseitige Lernen unterstützen können und Information zu regionalen Unterstützungsangeboten bereithalten, sowie kultursensible Interventionen für betreuende Angehörige mit Migrationshintergrund sind ebenfalls hilfreich. Auch sollten die unterschiedlichen Zugänge von Frauen und Männern zur Betreuung von Angehörigen mit Demenz mit /oder Diabetes berücksichtigt werden (Sozialministerium, 2014).


## 4.3.  Grenzen der Beratung

Beratung kann mit ethisch problematischen Kopplungen konfrontiert sein. Zu nennen wären im Zusammenhang mit der Beratung von betreuenden Angehörigen insbesondere die Kopplung Beratung und Anbieten von Leistungen innerhalb einer Wohlfahrtsorganisation, wie auch die Kopplung Beratung und Zuerkennung von Leistungen in sozialstaatlichen Organisationen. Auch die potentielle Unvereinbarkeit von verstehender Beratung, die auf die Bedürfnisse und Probleme der Betroffenen eingeht, und dem institutionellen Kontext, der bestimmte Handlungsspielräume für die Mitglieder einer Organisation vorgibt, kann hier genannt werden. Um diese Herausforderungen bearbeiten zu können, bedarf es einer ständigen Reflexion des Beratungssettings und des Beratungskonzepts.


## 4.4.  Die Konzeptualisierung einer Gesundheitsberatung

Jeder Patient braucht Informationen, fachlichen Rat und Unterstützung, um seine gesundheitliche Situation richtig einzuschätzen und zu verstehen. Nur dann kann er selbstständig und aktiv seine eigene Gesundheit fördern und erhalten. Um dieses Bestreben zu erreichen, bedarf es Patientenschulungen (Klug-Redmann 1996, S.11) definiert den Begriff Patientenberatung folgendermaßen: Patientenberatung ist der Schulungsvorgang, durch den eine Veränderung im Verhalten oder im Wissen von Patienten zu erreichen sind.

Gesundheitsberatungen haben das Ziel, einen selbstverantwortlichen und selbstbewussten Umgang mit einer Krankheit zu vermitteln, indem der Betroffene aktiv in die Schulung und die Behandlung einbezogen wird. Gemeinsam mit dem Gesundheitsberater und dem Arzt sowie den anderen Teammitgliedern der Schulung sollen in einem partnerschaftlichen Verhältnis und in einem kontinuierlichen Prozess seine Probleme gelöst und Strategien zur Bewältigung des Alltags erarbeitet werden (Toeller 2001). Die Person mit besonderen Bedürfnissen erhält die nötige Handlungskompetenz (Selbstmanagementfähigkeiten), Selbstkontrolle, Motivation und die erforderlichen Kenntnisse, um sich einerseits selbst zu helfen und andererseits sein eigener Experte zu werden (Vogler/Kulzer 1997, S. 236).

Letztendlich soll durch die Durchführung von Gesundheitsschulungen die Selbstbeobachtung verbessern, Folgeerkrankungen und Akutkomplikationen von Krankheiten, zahlreiche Krankheitstage, Hospitalisierung, frühzeitige Arbeitsunfähigkeit verringern oder vermieden und dementsprechend die Lebenserwartung erhöht werden (Toeller , Sailer 2001).

**Inhalte der Beratung**

Wie bereits erwähnt, folgt die zuvor vorgenommene Kategorisierung der Beratungsangebote einer Differenzierung auf inhaltlich-methodischer Ebene, die als idealtypisch gesehen werden muss und sich zwar in den inhaltlichen Schwerpunktsetzungen der Beratungsangebote widerspiegelt, aber aufgrund der Anforderungen in der Praxis des Beratungsalltags nicht trennscharf sein kann.

Beratungsangebote der Sozialberatung vermitteln ein breites Spektrum an Informationen zu sozialrechtlichen Fragen, z.B. zu Pflegegeld, zur Pensionsversicherung für betreuende Angehörige, zu Sachwalterinnen und Sachwaltern, zur Mindestsicherung, zum Regress aber auch Informationen zu Pflege- und Betreuungsmöglichkeiten wie Tagesstätten, Kurzzeitpflege, Urlaubspflege und zu mobilen Diensten. Erwähnt wird, dass in vielen Fällen auch Unterstützung bei der Beantragung von Pflegegeld geleistet wird. Ziel ist also Wissensvermittlung, insbesondere was den konkreten Anlassfall und die nötigen nächsten Schritte anbelangt, aber auch die Unterstützung der Betroffenen hinsichtlich der Beantragung von Pflegegeld. Insbesondere das Pflegetelefon dient als wichtiger Erstkontakt für Angehörige zu Fragen rund um die Pflege und Betreuung vor allem sozialrechtlicher Natur, wobei demenzspezifische Fragen hier keinen Schwerpunkt bilden.

Auch bei den Beratungsangeboten zu psychosozialer und psychologischer Beratung ist Wissensvermittlung ein wichtiger Punkt: Hier steht jedoch Wissen zum Thema Demenz, also zur Erkrankung, ihrem Verlauf und zu Behandlungsmöglichkeiten im Mittelpunkt. Darüber hinaus wird zu sozialrechtlichen Fragen informiert wie auch zu weiteren Angeboten im regionalen Umfeld. Kernaufgabe dieser Beratungseinrichtungen ist aber die Beratung im Sinne einer Begleitung von betreuenden Angehörigen: Betroffene sollen im Zuge dieser Begleitung und in Entlastungsgesprächen u.a. ermutigt werden, Probleme im Umgang mit der Person mit Demenz zu thematisieren, ihre Ressourcen zu entdecken, Sozialkontakte zu pflegen und aufzubauen und Kommunikationstechniken und Strategien zur Stressbewältigung zu lernen. Bedeutsam ist also die Frage der Alltagsgestaltung und des Empowerments, wenn eine Person mit Demenz im häuslichen Umfeld betreut wird.

Das Beratungsangebot zum Case Management zielt ebenfalls auf Informations- und Wissensvermittlung und auf Unterstützung ab. Wissen soll v.a. zu den Themen Krankheitsbild Demenz und regionale Unterstützungsangebote vermittelt werden. Darüber hinaus werden Angebote zur Krisenberatung und Selbsthilfegruppen zur Unterstützung von betreuenden Angehörigen erwähnt. In diesem Konzept wird neben der Informationsvermittlung und Unterstützung von betreuenden Angehörigen auch explizit „awareness" als Bewusstseinsbildung der Allgemeinbevölkerung erwähnt.

Eine trennscharfe Abgrenzung der Inhalte, die in den jeweiligen Beratungsangeboten behandelt werden, ist in der Praxis nicht möglich, da sich die Beraterinnen und Berater an den Bedürfnissen der Betroffenen orientieren. Sehr wohl aber gibt es Schwerpunktsetzungen bzw. wird bei Beratungsanfragen, die außerhalb des Kompetenzspektrums liegen, auf andere Angebote verwiesen. Alle vermittelten Inhalte decken einen dringenden Bedarf ab. Die unterschiedlichen Beratungsangebote sind in der „Beratungslandschaft" als komplementär anzusehen, kein Angebotstyp kann einen anderen ersetzen. Insbesondere die Sozialberatung hat zwar große Vorteile durch die Niederschwelligkeit des Angebotes und die Vermittlung von anderen Angeboten, reicht jedoch alleine nicht aus, um die anstehenden (psychosozialen) Probleme zu lösen.

# 5. EMPFEHLUNGEN

Bartholomeyczik (2004) merkt an, „dass ein standardisiertes Assessmentinstrument niemals eine Expertise ersetzen kann. Es kann allenfalls Expertenwissen unterstützen und es kann als strukturiertes Hilfsmittel die Dokumentation erleichtern" (Bartholomeyczik, 2004, S. 395).

„Zusätzliche kann einmal im Jahr für höchstens vier Wochen Kurzzeitpflege in einer stationären Einrichtung von der PV bewilligt werden. Zu den weiteren Leistungen der Pflegeversicherung zählen finanzielle Zuschüsse für Pflegehilfsmittel, für behindertengerechte Umbaumaßnahmen der Wohnung und für technische Hilfsmittel, die jedoch in der Regel ausgeliehen werden können. Außerdem können Angehörige, die wöchentlich weniger als 30 Stunden erwerbstätig sind und mindestens 14 Stunden pro Woche einen Demenzkranken pflegen, Beiträge in die Rentenversicherung beanspruchen, und sie sind kostenlos gesetzlich unfallversichert. Neben den finanziellen Leistungen in der häuslichen Pflege bietet die PV auch Leistungen zur stationären Pflege im Heim, wobei sich die Leistungshöhe ebenfalls nach der Pflegestufe richtet" (Mair und Mayer-Kleiner, 2007, S. 53).

Gelingt einer Person, funktionelle Beeinträchtigungen unter Verwendung von Hilfsmitteln auszugleichen, so ist sie als selbständig zu bezeichnen (Wingenfeld et al., 2008, S. 28).

Ähnlich dem heutigen Begutachtungsverfahren, erfasst das Gutachterformular nicht den aktuellen Status der Hilfsmittelversorgung. Daraus resultierend, muss der Gutachter eine Abdeckung des Hilfsmittelbedarfs abschätzen. Ob bereits vorhandene Hilfsmittel tatsächlich genutzt werden, muss ebenso dokumentiert werden wie die Feststellung, ob zur Nutzung der erfassten Hilfsmittel Anleitungsbedarf besteht. Das Gutachterformular sieht keine teilstandardisierte Erfassung besonderen Problem- und Bedarfskonstellationen aus dem nichtgeriatrischen Bereich vor. Besonders zu erwähnen ist dabei nach Wingenfeld et al. (2008), die Intensivpflege schwerstkranker Kinder im häuslichen Bereich.

Ergebnisdarstellung und Empfehlungen: Zusätzlich zur Ermittlung des Grads der und des Pflegebedürftigkeitsgrads, dargestellt als Pflegestufe ermöglicht diese Ablaufphase Platz für Empfehlungen zur Verbesserung und zum Erhalt der Versorgungssituation auch die der Hilfsmittelversorgung (Wingenfeld et al., 2008).

**Zum ersten Bereich gehören:**

1. Medikation

2. Injektionen

3. Versorgung intravenöser Zugänge (Port)

4. Absaugen oder Sauerstoffgabe

5. Einreibungen, Kälte-/Wärmeanwendungen

6. Messung und Deutung von Körperzuständen (z.b. BZ, RR etc.)

7. Umgang mit körpernahen Hilfsmitteln (z.b. Prothesen, Kompressionsstrümpfe)

Zum zweiten Bereich gehören:

8. Verbandwechsel/Wundversorgung

9. Wundversorgung bei Stoma

10. Regelmäßige Einmalkatheterisierung, Nutzung von Abführmethoden

11. Therapiemaßnahmen in häuslicher Umgebung (z.b. Bewegungsübungen, Podologische Therapie, Atemgymnastik, Sekretelimination etc.)

## 5.1. Präventionsbedarf (Schaeffer et al., 2008, S. C-43f)

Es wurden die folgenden sieben Bereiche erfasst:

**Sturzrisiko**

„Die Risikofaktoren für Stürze werden unterteilt in intrinsische Faktoren, zu denen Funktionseinbußen und –beeinträchtigungen, Sehbeeinträchtigungen, Beeinträchtigungen der Kognition und Stimmung, Erkrankungen, die zu kurzzeitiger Ohnmacht führen, Ausscheidungsverhalten, Angst vor Stürzen und Sturzvorgeschichte gehören und extrinsische Risikofaktoren, wie die Verwendung von Hilfsmitteln, Schuhen, Medikamenten, umgebungsbezogene Gefahren wie Beleuchtung, Bodenbeschaffenheit, Stolperfallen und mangelnde Haltemöglichkeiten" (Schaeffer et al., 2008, S. C-43f).

## Dekubitusrisiko

„Im Rahmen der Begutachtung soll das Risiko für die Entstehung eines Dekubitus ohne eine entsprechende Skala, sondern allein aufgrund der bekannten Risikofaktoren für die Entstehung eines Dekubitus eingeschätzt werden. Ein Dekubitus entsteht durch den Zusammenhang von Druck, der auf eine Körperstelle ausgeübt wird, und Zeitspanne, über die der Druck ausgeübt wird. Hauptrisikofaktor ist daher die beeinträchtigte Mobilität, die dazu führt, dass ein Mensch nicht aus eigener Kraft für eine Druckentlastung sorgen kann. Als weitere Risikofaktoren wurden identifiziert: Einschränkungen des Körperempfindens, durch die die Entstehung eines Dekubitus nicht wahrgenommen werden kann, der Ernährungs- und Hautzustand sowie das Wirken von Reibungs- und Scherkräften, bei denen Teile der Haut in jeweils unterschiedliche Richtungen bewegt werden (wie z.B. wenn jemand im Bett hochgezogen wird)" (Schaeffer et al., 2008, S. C-43f).


## Dehydrationsrisiko

„Für die Einschätzung des Dehydrationsrisikos sind das Durstempfinden, die Trinkgewohnheiten, vermehrte Flüssigkeitsausscheidung über Blase, Darm oder vermehrtes Schwitzen zu beachten. Zudem sind Anzeichen wie trockene Schleimhäute und verminderter Hautturgor zu beachten" (Schaeffer et al., 2008, S. C-43f).


## Anzeichen für Mangelernährung

„Für eine Grobeinschätzung der Ernährungssituation werden üblicherweise der Body-Mass-Index (BMI), Veränderungen des Körpergewichts, Veränderungen der Nahrungsmenge und des Nahrungsbedarfs ermittelt. Weitere Risiken für eine adäquate Nahrungs- und Flüssigkeitsaufnahme sind gesundheitliche oder funktionelle Beeinträchtigungen wie Schluckstörungen, Kaustörungen, Funktionseinschränkungen der Hände und Arme sowie kognitive Beeinträchtigungen, die größtenteils in der Anamnese- und Befunderhebung erfragt werden" (Schaeffer et al., 2008, S. C-43f).


## Anzeichen für Alkohol-/Drogenmissbrauch

„Die Einschätzung des Risikos eines Alkohol- oder Drogenmissbrauchs bezieht sich auf das offensichtliche Vorhandensein eines solchen Missbrauchs. Die Gutachter sollen dabei keine Mutmaßungen über den eventuellen Konsum anstellen, sondern das Risiko anhand offensichtlicher Folgen (Alkoholgeruch, alkoholisierter Zustand der zu begutachtenden Person oder der Pflegepersonen, offensichtliches Vorhandensein von Drogen) einschätzen" (Schaeffer et al., 2008, S. C-43f).

**Probleme in der Medikamentenversorgung**

„Probleme in der Medikamentenversorgung gehen mit verschiedenen Risiken einher. So kann es zur Beeinträchtigung therapeutischer Ziele beitragen, wenn verschriebene Medikamente nicht in der richtigen Dosierung zur richtigen Zeit eingenommen werden. Ebenso bestehen Gefahren bei der Einnahme von Medikamenten in zu hoher Dosierung und letztlich kann es auch in der Interaktion verschiedener Medikamente zu chemischen Reaktionen mit Auswirkungen auf den individuellen Gesundheitszustand kommen" (Schaeffer et al., 2008, S. C-43f).


## 5.2. Krankheitsbezogene Risiken

„Dieser Bereich bezieht sich auf das Vorhandensein bereits aufgetretener oder latent vorhandener Komplikationen bei bestimmten Erkrankungen. Das Vorliegen einer Erkrankung wird in der Befunderhebung festgestellt. Hier geht es darum, ob damit einhergehende Probleme für die begutachtete Person ein Risiko mit sich bringen. Ein Beispiel ist die Hyper- oder Hypoglykämie bei vorliegendem Diabetes mellitus. Auch eine ausgeprägte Anfalls- oder Krampfneigung wäre hier zu erfassen. Die Einschätzung soll Hinweise auf notwendige Interventionen geben, die edukativer, unterstützender aber auch kompensatorischer Art sein können" (Schaeffer et al., 2008, S. C-43f).

1. Positionswechsel im Bett: Hier wird eingeschätzt, inwieweit sich die pflegebedürftige Person selbständig im Bett von einer Seite auf die andere drehen oder aufsetzen kann. Dies steht beispielsweise in engem Zusammenhang mit dem individuellen Lagerungsbedarf.
2.
3. Stabile Sitzposition halten: Mit diesem Item wird eingeschätzt, wie selbständig die Person auf dem Bett oder Stuhl frei (ohne Rücken- oder Seitenstütze) sitzen kann. Die Einschätzung informiert u.a. über die Fähigkeiten einer Person, bei ihrer Mobilisierung mitzuwirken. Je stabiler eine Person allein sitzen kann, umso mehr Ressourcen sind bei ihr vorhanden, Mobilisierungsmaßnahmen außerhalb des Bettes mitzugestalten (z.B. vom Bett in den Stuhl an den Tisch zum Essen). Personen, die geringe bis keine Rumpf- und Kopfkontrolle haben, sind vollkommen auf Lagerungshilfsmittel angewiesen, die die sitzende Lagerung im Bett oder Rollstuhl unterstützen.

4. Aufstehen aus sitzender Position/Umsetzen: Hier wird die Fähigkeit eingeschätzt, sich von einer Sitzgelegenheit auf die nächste (z.B. vom Bett in den Rollstuhl oder aus dem Rollstuhl auf die Toilette) über den Stand umzusetzen. Personen, die sich vom Rollstuhl in einen anderen Stuhl

umsetzen können, ohne dabei aufzustehen (z.B. bei Querschnittlähmung), werden auch dann als selbständig eingeschätzt, wenn sie dabei keine personelle Hilfe benötigen. Die Daten informieren nicht über den erforderlichen Transfer (z.B. hoher oder tiefer; mit einer Person oder zu zweit; mit anderen Hilfsmitteln) oder Mobilisierungen, die nicht mehr möglich sind (z.B. in die Badewanne zum Duschen aus Angst vorm Stürzen).

5. Fortbewegen innerhalb des Wohnbereiches: Hiermit angesprochen ist die Fähigkeit, sich innerhalb einer Wohnung oder im Wohnbereich einer Einrichtung zwischen den Zimmern sicher zu bewegen, ggf. unter Nutzung von Hilfsmitteln (z.B. Stock, Rollator, Rollstuhl, Gegenstand). Für die individuelle Pflege ist es wichtig zu wissen, dass etwaige kognitive Problem hier nicht berücksichtigt werden. Die Einschätzung bezieht sich lediglich auf die körperliche Fähigkeit.

6. Treppensteigen: die Überwindung von Treppen zwischen zwei Etagen.

Die Einschätzungen zu diesen Merkmalen tragen zur Klärung einiger zentraler Fragen des pflegerischen Assessments bei. Die Bestimmung individueller Pflegeziele und die Maßnahmenplanung setzt allerdings weitergehende Assessmentschritte voraus, beispielsweise entlang folgender Fragestellungen:

- Wie kann die Person darin unterstützt werden, ihre Position im Bett selbständig anzupassen/ zu verändern (z.B. Beine anwinkeln; sich selbst auf die Seite drehen, Hilfsmittel)?
- Wie viele Pflegepersonen werden für einen Transfer benötigt?
- Hat die Person Schmerzen bei der Bewegung?
- Wie können Faktoren beeinflusst werden, die sich negativ auf die Mobilität auswirken?

Zum letzten Punkt noch einige ergänzende Anmerkungen: Die näheren Ursachen für Mobilitätseinbußen lassen sich aus dem Gutachterformular nicht entnehmen. Gründe können beispielsweise der körperliche Gesamtzustand oder eine generelle Belastungsintoleranz sein. Chronische Schmerzen können bewirken, dass die pflegebedürftige Person eine Bewegung vermeidet, obwohl sie über die Beweglichkeit verfügt. Angst vor Stürzen bzw. eine Sturzvorgeschichte schränken die Mobilität einer Person ebenfalls ein, weil sie aus Selbstschutz Bewegungen vermeidet. Die Veränderung der vertrauten Umgebung kann – auch und besonders bei demenziell Erkrankten – erhebliche Unsicherheit beim Gehen auslösen, weil plötzlich wichtige Orientierungspunkte fehlen. Die Abklärung dieser und anderer

Faktoren, die für Mobilitätseinschränkungen im Einzelfall möglicherweise einen Stellenwert haben, bleibt also ebenfalls dem pflegerischen Assessment überlassen. Sie ist erforderlich, um angemessene Pflegeziele und erfolgversprechende Maßnahmen festzulegen" (Schaeffer et al., 2008, S. F8 – F19).

Die nächsten Aufzählungen geben zunächst Hinweise auf etwaige Besonderheiten in den Bereichen Ernährung (Informationen zu Sondenernährung bzw. parenteraler Ernährung), Kontinenz und künstlicher Harnableiter bzw. Stomata. Im Anschluss finden sich die Merkmale, anhand derer die Selbständigkeit eingeschätzt wird. Diese Aktivitäten stellen in der Praxis derzeit den umfangreichsten Teil der individuellen Pflegeplanung dar. Die Ergebnisse bieten in dieser Hinsicht eine erste Einschätzung, sind aber sicherlich ergänzungsbedürftig. Benötigt werden u.a. weitergehende Einschätzungen des Hautzustandes (Körperpflege), des Mund-/Zahn- und Ernährungsstatus, der Besonderheiten bei kombinierter Nahrungsaufnahme (oral und Sonde), eventueller Störungen im Bereich von Ausscheidungen und einiger weiterer Aspekte. Auch biografische Informationen sind in diesem Zusammenhang wichtig, vor allem zur Sicherstellung einer bedürfnisgerechten Pflege. Sie können mit einem Begutachtungsinstrument nicht erfasst werden.

Wie schon oben angesprochen, gilt es außerdem auch hier, die näheren Umstände des jeweiligen Pflegeproblems zu erfassen. Zu Beeinträchtigungen der Selbständigkeit können beispielsweise eine bestehende Unbeweglichkeit (z.B. aufgrund von Arthrose in den Fingergelenken und chronischen Schmerzen), kognitive Einbußen oder Verhaltensweisen und psychische Problemlagen (z.B. Angstzustände aufgrund einer Sturzvorgeschichte; Desorientierung; Antriebslosigkeit) beitragen. Diese und andere Faktoren sollten im Vorfeld der Maßnahmenplanung ergänzend erfasst werden. Edukative Maßnahmen sind ggf. erforderlich, wenn beispielsweise eine Arthrose in den Fingergelenken vorliegt und dadurch bedingt Schmerzen sowie der Verlust von Feinmotorik auftreten. Hier stehen dann eventuell die Hilfsmittelversorgung und -anleitung im Vordergrund der Pflegeplanung (wie z. B. Knopfhilfen bei Unfähigkeit, Knöpfe und Reißverschlüsse zu öffnen bzw. zu schließen oder Strumpfanzieher bei erforderlichen Kompressionsstrümpfen (Schaeffer et al., 2008).

„Weitere Einschätzungen können beispielsweise mit Fragen wie den Folgenden getroffen werden:

-   Gibt es Anzeichen, die auf einen mit der Inkontinenzversorgung verbundenen Edukationsbedarf der Person hinweisen?
-   Welche Maßnahmen können dazu beitragen, vorhandene Selbstversorgungs-fähigkeiten zu erhalten, zu verbessern oder wiederzuerlangen?
-   Sind kognitive oder motorische Einbußen für den Verlust der Fähigkeit verantwortlich?
-   Welche weitergehenden Folgen verbinden sich mit dem Verlust einer bestimmten Selbstversorgungsfähigkeit?

- Welche baulich-technischen Veränderungen sind notwendig, um die (selbständige) Benutzung eines Toilettenstuhles zu ermöglichen?

(Schaeffer et al., 2008, S. F8 – F19)

## 5.3. Umgang mit krankheits-/therapiebedingten Anforderungen und Belastungen

„Pflegebedürftige und chronisch kranke Menschen müssen sich mit vielfältigen krankheitsbezogenen Anforderungen und Maßnahmen auseinandersetzen, die an ihre Fähigkeit, für sich selbst zu sorgen und den Alltag zu gestalten, hohe Ansprüche stellen. Sie müssen lernen, sich alltäglich mit den krankheits- und therapiebedingten Anforderungen auseinanderzusetzen und sie in ihr Leben zu integrieren. Neben physischen können in diesem Prozess auch emotionale Belastungen entstehen, die die Krankheitsbewältigung und den Therapieverlauf negativ beeinflussen. Ziel der pflegerischen Versorgung ist es, die betroffenen Personen zu befähigen bzw. zu begleiten, mit diesen Anforderungen umzugehen. Pflegemaßnahmen umfassen dabei die Anleitung, Beratung, Schulung und Begleitung der Personen und die teilweise bzw. vollständige Übernahme der Aktivitäten" (Schaeffer et al., 2008).

Die Ergebnisse des Gutachterformulars informieren nicht über die Fähigkeit der Person, krankheits- und therapiebedingten Anforderungen und Belastungen selbständig zu bewältigen. Ist die erkrankte Person auf personelle Hilfe angewiesen, wird zugleich eingeschätzt, wie häufig diese täglich, wöchentlich oder monatlich anfällt und ob es sich um einen dauerhaften oder vorübergehenden Bedarf handelt.

Die Informationen zu diesen Aspekten sollten im Zusammenhang mit dem Gutachterformular betrachtet werden. Kognitive und kommunikative Fähigkeitseinbußen, bestimmte Verhaltensweisen sowie eine Einschränkung in der Bewegungsfähigkeit beeinflussen den Umgang der betroffenen Person mit den krankheits- und therapiebedingten Anforderungen erheblich. Je nachdem, wie beweglich eine Person ist oder wie groß ihr Verständnis für die Notwendigkeit einer regelmäßigen Medikamentengabe ist, entscheidet sich, ob sie die Anordnungen selbständig oder mit personeller Hilfe durchführen kann.

Werden die Voraussetzungen von der betroffenen Person erfüllt, sollten Pflegefachkräfte sie darin unterstützen, die Aktivitäten selbständig durchzuführen und darüber Autonomie zu erlangen. Viele Kranke können auch komplexere Handlungen (wie z.B. eine Einmalkatheterisierung) selbständig durchführen. Die zu planenden Pflegemaßnahmen konzentrieren sich dann auf die Schulung und Anleitung der Person, die Unterstützung bei der Durchführung (im Sinne von Richtigkeit der Handlung und Hygiene) sowie einer regelmäßig stattfindenden (abgesprochenen) Überprüfung" (Schaeffer et al., 2008, S. F8 – F19).

Kulturelle, religiöse oder sportliche Veranstaltungen beispielsweise finden zumeist in Menschengruppen statt. Daher erfordert der Besuch eines Theaters, von sportlichen Wettkämpfen, Konzerten oder Gottesdiensten die Fähigkeit, sich unter mehreren Menschen aufhalten, ggf. über einen längeren Zeitraum sitzen und sich dem Veranstaltungsrahmen entsprechend verhalten zu können. Die Einschätzung berücksichtigt dabei, ob die Person generell an solchen Veranstaltungen teilnehmen möchte, sich aber die Aktivität aufgrund ihres körperlichen Zustandes (z.B. Inkontinenz oder Körperbildstörung durch Behinderung) nicht zutraut.

Die Einschätzungsergebnisse liefern grobe Informationen über die außerhäuslichen Aktivitäten und vorhandenen Möglichkeiten der betroffenen Person. Für die Planung von Hilfen empfiehlt es sich, ergänzend abzuklären, wie motiviert die Person ist, ihre Situation zu verändern, wie viel Vertrauen sie in ihre eigenen Fähigkeiten setzt und welche Hilfsmittel sie (sinnvoll) einsetzt/nutzt. Die Pflegefachkraft sollte darüber hinaus abklären, ob die Person weiß, welche Möglichkeiten sich in ihrer Situation anbieten. Die Maßnahmen sollten edukativen und motivierenden Charakter haben, weil der langfristige Verzicht gewohnter außerhäuslicher Aktivitäten Auswirkungen auf den Umgang mit der Krankheits-/ Pflegebedürftigkeitssituation und ihrer Bewältigung haben kann" "(Schaeffer et al., 2008, S. F8 – F19).

Dies sind nicht nur für etwaige therapeutische bzw. rehabilitative Maßnahmen wichtige Informationen, sondern auch für die Pflege. Eine Verschlechterung der gesundheitlichen Situation bzw. ein Verlust an Selbständigkeit oder bestimmten Fähigkeiten sollte stets Anlass für eine pflegerische Abklärung und die Überprüfung der Eignung des Maßnahmenplans sein. In solchen Phasen, in denen zunehmend Fähigkeiten verloren gehen, bestehen häufig noch die relativ günstigsten Chancen auf Erfolg gegensteuernder Maßnahmen. Haben sich Einbußen erst einmal in Form eines niedrigen Niveaus der Eigenaktivität manifestiert, bestehen meist wesentlich schlechtere Aussichten" (Schaeffer et al., 2008, S. F6-F8).

„Umgekehrt sollte auch die Feststellung, dass sich die Situation des Pflegebedürftigen verbessert, Anstoß zur Überprüfung der Situation geben – etwa anhand der Frage, wie sich die günstige Entwicklung fördern lässt.

Die weiteren Angaben des Gutachters geben noch konkretere Auskunft. Er schätzt ein, welche Möglichkeiten der Verbesserung existieren, z.B. durch

- die Optimierung therapeutischer Maßnahmen
- die Optimierung der räumlichen Umgebung
- Hilfsmitteleinsatz bzw. dessen Optimierung oder
- durch andere Maßnahmen (die er näher zu beschreiben hat).

Ggf. findet sich aber auch der Hinweis, dass eine Verbesserung auch ohne besondere Maßnahmen durch fortschreitende Rekonvaleszenz oder den „natürlichen" Verlauf einer Gesundheitsstörung zu erwarten ist.

Darüber hinaus nimmt der Gutachter nach Beendigung seiner Feststellungen eine zusammenfassende Einschätzung vor und formuliert auf dieser Grundlage Empfehlungen. Er soll hierbei zunächst Hinweise auf Einschränkungen der Rehabilitationsfähigkeit dokumentieren, z.b. geringe körperliche Belastbarkeit, fehlende Motivation oder erhebliche Beeinträchtigungen der kognitiven/kommunikativen Fähigkeiten. Außerdem soll er eine explizite Empfehlung zur Einleitung von Rehabilitationsmaßnahmen formulieren. Bei negativer Entscheidung finden sich im Gutachten entsprechende Begründungen.

All diese Informationen helfen auch der Pflegefachkraft, sich im Hinblick auf einen Bedarf an Ressourcenförderung ein genaueres Bild über Verbesserungspotenzial und etwaige negative Faktoren zu machen. Mit dem Gutachterformular wird allerdings keinerlei Entscheidung oder Vorentscheidung über die Einleitung und Ausgestaltung pflegerischer Maßnahmen vollzogen. Dies bleibt der Expertise der Pflegefachkraft und dem Gespräch zwischen ihr und dem Pflegebedürftigen bzw. seinen Angehörigen überlassen" (Schaeffer et al., 2008, S. F6-F8).

Die Einschätzung der außerhäuslichen Aktivitäten ergibt ein relativ deutliches Bild der vorhandenen Möglichkeiten und individuellen Situation eines Menschen in diesem Bereich. Für die Pflege- und Hilfeplanung ist es darüber hinaus wichtig, etwas über das Wissen um entsprechende Möglichkeiten, die Motivation zur Beteiligung an außerhäuslichen Aktivitäten, das Vertrauen in die eigenen Fähigkeiten und die Nutzung entsprechender Hilfsmittel zu erfahren. Wissen bezieht sich dabei darauf, ob der hilfebedürftige Mensch darum weiß, dass sich entsprechende Möglichkeiten bieten. Die Motivation ist von diesem Wissen in hohem Maße abhängig, darüber hinaus aber auch von anderen Faktoren beeinflusst. Hinsichtlich des Vertrauens in die eigenen Fähigkeiten sowie die Nutzung von Hilfsmitteln ist zu fragen, ob und in welcher Weise hier bereits Unterstützung erfolgt ist und sich darauf ggf. ein weiterer Unterstützungsbedarf ergibt" (Wingenfeld, 2008, S. 65).

# 6. WAS HAT DER GUTACHTER ZU BERÜCKSICHTIGEN?

- Welche Hilfsmittel stehen Ihnen bereits zur Verfügung?

- Wer pflegt Sie bisher?

- Wie hoch war Ihr regelmäßiger Hilfebedarf während der letzten Wochen?

- Wird dieser Hilfebedarf für mindestens sechs Monate weiterbestehen?

- Ist Ihre Hilfe gesichert oder benötigen Sie weitere Unterstützung?

- Sind pflegereduzierende Umbaumaßnahmen in Ihrer Wohnung möglich?

- Können rehabilitative Maßnahmen Ihre Selbständigkeit verbessern (z.B. Krankengymnastik, Ergotherapie oder Logopädie, Podologe)?

## 6.1. Vernetzung

Unter dem Begriff „Vernetzung" werden all jene Aktivitäten zusammengefasst, die die einzelnen Beratungsangebote zur mehr oder weniger formalisierten Kooperation mit anderen Einrichtungen und Angeboten aus dem Sozial- und Gesundheitsbereich und mit Angehörigen von Gesundheits- und Sozialberufen setzen. Diese Netzwerke werden genutzt, um betreuende Angehörige im Bedarfsfall weiter zu verweisen, etwa wenn das Beratungsangebot an Grenzen stößt.

Die Vernetzung mit anderen Beratungsstellen und Servicestellen und mit Sozialversicherungsträgern ist insbesondere bei den Beratungsangeboten der Sozialberatung eine wesentliche Grundlage der Beratungsarbeit. Sie dient zur Sicherstellung der Relevanz der vermittelten Informationen, wie auch der Überprüfung der Korrektheit z.B. was Kenntnisse über die einzelnen Bestimmungen der Sozialgesetzgebung und anderen Beratungsstellen, um aktuelle Informationen zum Letztstand des Wissens zu erhalten. Da die unterschiedliche Sozialgesetzgebung auf Bundesländerebene detailliertes Wissen erfordert bzw. dieses Wissen z.T. schwierig abzurufen ist, wird vom bundesweit tätigen Pflegetelefon im Bedarfsfall an länder-spezifische Stellen verwiesen.

Für Sozialberatungsangebote wie das Pflegetelefon ist aufgrund des Tätigkeitsfelds die Vernetzung mit Einrichtungen des Gesundheitswesens und mit Selbsthilfegruppen kein Schwerpunkt. Die befragte regionale Sozialberatungsstelle sieht sich allerdings auch als „Schnittstelle zu anderen Angeboten" in der Region und ist dementsprechend gut vernetzt mit Einrichtungen des Gesundheitswesens (z.B. Überleitungspflege im Krankenhaus), Angehörigen der Gesundheitsberufe (v.a. Ärztinnen und Ärzte), spezifischen Angeboten für Menschen mit Demenz und mit Diabetes sowie mit Angehörigen in den Selbsthilfegruppen.

Es gibt in diesem Feld auch einen regelmäßigen Austausch mit Angebote der psychologischen Beratung vermitteln betroffene Angehörige ähnlich wie psychosoziale Beratungsangebote ebenfalls zu weiteren Angeboten bzw. beraten zu Angeboten in der Region und kooperieren mit Ärztinnen und Ärzten. Aufgrund ihres Schwerpunkts in der kombinierten Behandlung und Betreuung von Menschen mit Demenz/Diabetes und der betreuenden Angehörigen verfügen die befragten psychologischen Beratungsangebote auch über etablierte Verweisenetzwerke z.b. zu Fachärztinnen und –ärzten.

Im Case Management ist die Vernetzung mit anderen Angeboten im Sinne der integrierten Versorgung ein zentraler Aspekt. Vernetzt werden sollen v.a. bestehende Strukturen, wobei die Vernetzung von Angeboten des Sozial- und des Gesundheitswesens aufgrund der unterschiedlichen rechtlichen und organisatorischen Rahmenbedingungen als eine Herausforderung gesehen wird. Durch das Case Management sollen vor allem betroffene Familien erreicht werden, für die „maßgeschneiderten" Betreuungsangebote.

## 6.2. Überzeugungsarbeit

Es bedarf einiger Überzeugungsarbeit vonseiten der Gutachter, um betreuende Angehörige zur Inanspruchnahme weiterer Angebote (z.B. Unterstützungsangebote) zu bewegen: Einerseits, weil Angehörige gerne die Betreuungsarbeit alleine bewältigen wollen und daher nur ungern Unterstützung annehmen wollen, und andererseits, weil viele von ihnen bereits die Erfahrung von Brüchen in der Betreuung gemacht haben und bei jedem neuen Kontakt die gesamte Betreuungsgeschichte wiederholen müssen.

2. Als weiterer Aspekt wurde genannt, dass das Thema Demenz vor allem bei Angehörigen der Gesundheitsberufe auf Zurückhaltung stößt, weil aus der vorherrschenden biomedizinisch orientierten Perspektive wenige (Be-) Handlungsmöglichkeiten gesehen werden und daher auch spezifische Angebote wenig bekannt sind. Bei Pflegepersonen wurden ebenfalls Vorbehalte gegenüber einer Weiterverweisung an Beratungsangebote festgestellt – vermutet wird, dass der Verweis an ein Beratungsangebot als Konkurrenz zur eigenen beruflichen Rolle gesehen wird bzw. als mögliches Versagen in dieser Rolle bewertet wird.

3. Als limitierender Faktor für Kooperation wird die Konkurrenz zwischen Trägern bezeichnet.

## 6.3. Pflegetelefon

Die derzeitige Finanzierung von Pflege und Betreuung baut auf familialer Pflege auf und ist ohne diese gesellschaftlich nicht zu leisten. Entsprechende Berechnungen des Beitrags, den Angehörige leisten, wurden weiter oben dargestellt. Finanzielle Belange der Betreuung spielen für das „gelingende Leben" der Angehörigen und der Betroffenen eine entscheidende Rolle (Amann, 2009). Das Pflegegeld stellt die Beratung als Intervention in soziale Systeme– Empfehlungen Österreich eine wesentliche Errungenschaft und Sicherung für pflegende und betreuende Angehörige dar. Von manchen Gutachtern wird eine raschere Abwicklung als wünschenswert beschrieben, was neben der notwendigen Unterstützung der betreuenden Angehörigen auch den Wohlfahrtsträgern zugutekommen würde. Bei der Beantragung des Pflegegeldes und in Bezug auf die Bereitschaft der Angehörigen, den realen Pflegeaufwand im Verfahren der Antragsstellung bekannt zu machen, kann Beratung eine wichtige Unterstützung bieten.

Ausreichende öffentliche Mittel für Pflege und Betreuung ermöglichen es den Angehörigen, in der Betreuung einer Person mit Demenz und/oder Diabetes professionelle Unterstützungs- und Entlastungsangebote in Anspruch zu nehmen und damit die Betreuung ohne gravierende finanzielle Einbußen und unsichere Zukunftsaussichten (z.B. durch Aufgabe und/oder Einschränkung der Berufstätigkeit) wahrnehmen zu können.

## 9.4. Demenzfreundliche Gesellschaft

In diesem Abschnitt nehmen wir das aus Großbritannien stammende Konzept der „dementia-friendly communities" auf und wenden es einerseits auf die kommunale Situation in Österreich an. Andererseits zeigen wir Aspekte des Konzepts auf, die dazu beitragen können, die „Demenzfreundlichkeit" der Gesellschaft zu fördern.

Die geschilderten Herausforderungen müssen vor dem Hintergrund gesehen werden, dass Beratung von betreuenden Angehörigen in den Haushalt und die Lebensführung der Betroffenen interveniert, und Themen wie pflegerische Tätigkeiten, Lebensbewältigung und Alltagsbesorgung, Koordinations- und Organisationsaufgaben berührt. Sie berührt somit das Spannungsfeld zwischen Lebenswelt und Versorgungssystem (Klie et al 2011).

## 9.4.1. Demenz als Tabuthema

Auf gesellschaftlicher Ebene gilt es, ein positives Alter(n)sbild zu entwickeln und das Tabu der Demenz zu bearbeiten. Beratungsangeboten kommt auch eine wichtige Rolle bei der Sensibilisierung der Allgemeinbevölkerung für das Thema Demenz zu. Demenz ist nach wie vor ein Tabuthema, über das von den betreuenden Angehörigen nicht gerne gesprochen wird. Damit vermindern sich auch die Möglichkeiten, auf Beratungsangebote hingewiesen zu werden, bzw. diese rechtzeitig vor dem Auftreten einer Krisensituation in Anspruch zu nehmen. Es bräuchte aber auch zusätzliche, präventiv wirkende Maßnahmen, um Aufklärungsarbeit zu leisten.

Zu den vielfach geäußerten Wünschen von Menschen mit Demenz gehört es, so lange wie möglich zu Hause in der gewohnten Umgebung bleiben zu können. Dies kann nachgerade als einer der wichtigsten Aspekte von Lebensqualität für die Betroffenen gesehen werden. Sozial- und gesundheitspolitisch geht es also darum, Familien, Partnerschaften und Nachbarschaften darin zu unterstützen, Menschen mit Demenz diesen Wunsch zu erfüllen. Der Schlüssel dazu ist das Wohlbefinden der betreuenden Angehörigen, der (Schwieger-) Töchter und -söhne, der (Ehe-) Partnerinnen und –partner, aber auch der Nachbarinnen und Nachbarn und des Weiteren sozialen Umfeldes.

# 7. SCHLUSSFOLGERUNGEN

Auf Basis von qualitativen Interviews mit Gutachtern kommt die vorliegende wissenschaftliche Arbeit zu dem Schluss, dass die Landschaft der Beratungsangebote für Angehörige von Menschen mit Demenz und / oder Diabetes in Österreich heterogen ist. Angehörige finden eine inzwischen größere Anzahl von sehr unterschiedlichen Angeboten vor, diese reichen von telefonischer Sozialberatung über Case Management und psychologischer Beratung bis zu psychosozialer Beratung in Gruppen mit gleichzeitiger Betreuung der betroffenen Menschen mit Demenz und /oder Diabets. Die Unterschiedlichkeit der Angebote ist einerseits auf die der Tatsache zurückzuführen, dass diese im regionalen Kontext gewachsen sind. Andererseits spiegeln die heterogenen Beratungsangebote die individuellen Bedürfnislagen der Angehörigen von Menschen mit Demenz wider. Individuelle Bedürfnisse erfordern individuelle Antworten und Angebote. Wir plädieren dafür, dass der Respekt vor der Individualität der Bedürfnisse der Angehörigen von Menschen mit Demenz sich auch in einem Respekt vor der Individualität der Angebote zur Beratung von Menschen mit Demenz widerspiegelt. Die Heterogenität der Angebote ist aus unserer Sicht im Sinne der betroffenen Angehörigen. Die gute Auslastung der Angebote und das vielfältige Wissen der von uns interviewten Gutachter über die Bedürfnisse der betreuenden Angehörigen machen deutlich, dass die in Österreich vorhandenen Angebote in der derzeitigen Form einen wichtigen Bedarf abdecken. Die Ergebnisse der Interviews lassen darüber hinaus den Schluss zu, dass der Beratungsbedarf durch die vorhandenen Angebote in Österreich zur Zeit nicht abgedeckt ist und es wünschenswert wäre, den weiteren Ausbau zu fördern.

Auf der anderen Seite führt die Vielfalt der „Beratungslandschaft" derzeit dazu, dass es für Angehörige schwierig ist, sich einen Überblick über Angebote und deren Leistungen zu verschaffen. Hier könnte ein zentrales Verzeichnis, das die einzelnen Angebote und ihre Charakteristika auflistet, Abhilfe schaffen. Ein solches Verzeichnis müsste regelmäßig gewartet werden und benötigt daher Ressourcen. Einen weiteren Beitrag zur Transparenz und zur Qualitätsentwicklung der Angebote zur Beratung von Angehörigen von Menschen mit Demenz und/oder Diabetes könnte darüber hinaus eine regelmäßige Evaluation leisten. Derzeit ist diese bei vielen Angeboten, insbesondere bei den kleineren, noch nicht realisiert.

Die „Beratungskunst" – so wie Katharina Gröning sie bezeichnet – hat mehrere Aspekte und findet auf unterschiedlichen und komplementären Ebenen statt. Einerseits geht es um individuelle Beratung – also darum, dass Gutachter ihr Wissen und Unterstützung an Pflegegeldbezieher und ihre Angehörigen weitergeben. Darüber hinaus – und das ist ein ebenso erwünschter Effekt – interveniert Beratung in soziale Systeme auf unterschiedlichen Ebenen: Familien und Partnerschaften erhalten Unterstützung in der Frage, wie sie mit der veränderten Situation, mit dem Fortschreiten der Demenz und den zunehmenden Verlusten und Herausforderungen umgehen können. Beratung leistet auch einen wichtigen Beitrag zum Empowerment der betreuenden Angehörigen im Sinne der „Hilfe zur Selbsthilfe".

Die Gutachter machen deutlich, dass ihre Auffassung von Beratung auch die Intervention in den gesellschaftlichen Umgang mit Menschen mit Demenz und/oder Diabetes darstellt. Durch die Forcierung der öffentlichen Diskussion und durch Wissensvermittlung tragen Beratungsangebote dazu bei, das Tabu rund um das Thema Demenz und /oder Diabetes (hohe Dunkelziffer) zu brechen und auf die Besonderheiten der Situation und der Bedürfnisse der Betroffenen und ihrer Angehörigen aufmerksam zu machen. In diesem Sinne sehen wir Beratung von Angehörigen von Menschen mit Demenz und /oder Diabetes als einen wichtigen Baustein einer „demenzfreundlichen bzw. eine diabetesfreundliche Gesellschaft", in der der Wert des Lebens nicht in Frage steht und in der Betroffene und ihre Angehörigen am sozialen Leben teilhaben können.

# 8. LITERATUR

AMANN, A. 2009. Lebensqualität und Lebenszufriedenheit. In: Hörl Josef, Kolland Franz, Majce Gerhard (Hg.): Hochaltrigkeit in Österreich – eine Bestandsaufnahme. Wien: Herausgegeben vom Bundesministerium für Arbeit, Soziales und Konsumentenschutz. 200s.

AUER, S. – DONABAUER, Y. - ZEHETNER, F. - SPAN, E. 2007. Entlastung pflegender Angehöriger. Ein Programm der M.A.S. Alzheimerhilfe. Zeitschrift für Gerontopsychologie & -psychiatrie, 20(3), 169-174.

BARTHOLOMEYCZIK, S. 2004. Pflegebedarf und Pflegebedürftigkeit – Konzeptentwicklung, Operationalisierung und Konsequenzen. In: Printernet, 8. 2004. 389 – 395s.

BEHRENS, J. – LANGER, G. 2006. Evidence-based Nursing and Caring. 2.Auflage, Bern, Huber Verlag, 2006. 81s. ISBN 3-456-83623-6.

BUNDESARBEITSGEMEINSCHAFT FÜR ALTEN- UND ANGEHÖRIGENBERATUNGSSTELLEN e.V. (o.D.): Qualitätsstandards Angehörigenberatung. Download vom 20.12.2012 von www.baga.de.

BUNDESMINISTERIUM FÜR FAMILIE, SENIOREN, FRAUEN und JUGEND. 2006. Fünfter Bericht zur Lage der älteren Generation in der Bundesrepublik Deutschland. Download vom 20.12.2012 von http://www.bmfsfj.de/ RedaktionBMFSFJ/Abteilung3/Pdf-Anlagen/fuenfter-altenbericht,property=pdf,bereich=,rwb=true.pdf.

COMPETENCE CENTER INTEGRIERTE VERSORGUNG. 2009. Erster Österreichischer Demenzbericht. Wiener Gebietskrankenkasse.

FENZL, R. M. 2011. Schulungsangebote für pflegende Angehörige im Bereich der Gesundheitsvorsorge. Johannes Kepler Universität Linz. Download vom 20.12.2012 von http://www.oegkv.at/fileadmin/docs/ Fachbereichsarbeiten/2011/fenzl_schulungsangebote_fuer_pflegende_Angehoerige_ uni9_11_05_16.pdf.

FLICK, U. 2010. Qualitative Sozialforschung, Eine Einführung. Vollständig überarbeitete und erweiterte Neuausgabe, 3. Auflage. Reinbeck bei Hamburg: Rowohlt Taschenbuch Verlag. 2010. 77s. ISBN 9783499556944.

GATTOL, E. – HOPPE, M. 2009. Bedarfsanalyse im Hinblick auf die Beratung der Angehörigen von Demenzkranken im extramuralen Bereich. Im Auftrag des Bundesministeriums für Arbeit, Soziales und Konsumentenschutz, Österreichisches Institut für Validation, Wien.

GRÖNING, K. 2006. Ein veraltetes Konzept. Die Bildung von pflegenden Angehörigen nach dem Pflegeversicherungsgesetz (1) Download vom 20.12.2012 von http://www.mabuse-verlag.de/chameleon// outbox//public/4/161_Groening.pdf

GRÖNING, K. 2010. Entwicklungslinien pädagogischer Beratungsarbeit. Anfänge – Konflikte – Diskurse. Wiesbaden: VS-Verlag, 2010. ISBN 978-3531169996.

HASCHE, H. 1996. Diabetes mellitus im Alter – Ein Handbuch für Pflegeberufe. Hannover. Schlütersche. ISBN 978-3877064030.

HASSELER, M. – GÖRRES, S. 2005. Was Pflegebedürftige wirklich brauchen …. Zu-künftige Herausforderungen an eine bedarfsgerechte ambulante und stationäre pflegerische Versorgung. Hannover: Schlütersche Verlagsgesellschaft, 2005. 136-137s. ISBN -10:389993153x.

INSTITUT FÜR PUBLIC HEALTH (IPP) und Pflegeforschung, Medizinischer Dienst der Spitzenverbände (MDS) der Krankenkassen, 2008. Studienprotokoll – Maßnahmen zur Schaffung eines neuen Pflegebedürftigkeitsbegriffs und eines neuen bundesweit einheitlichen und reliablen Begutachtungsinstruments zur Feststellung der Pflegebedürftigkeit nach dem SGB XI, Hauptphase 2. 07.05.2010. www.bmg.bund.de/Anhang zum Pflegebedürftigkeitsbegriff SGB XI/.pdf.

KLIE, T. 2011. Demenz und der „Wert des Lebens". in: demenz. Das Magazin. 08, 2011, S. 32.

KLUG-REDMAN, B. 1996. Patientenschulung und –beratung.    Berlin, Wiesbaden: Ullstein Mosby, 1996. 11s. ISBN 3861265265.

LAMPARTNER-Lang R.: Prinzipien der Patientenschulung bei chronischen Erkrankungen. In: Lamparter-Lang R. (1997): Patientenschulung bei chronischen Erkrankungen. Bern, Göttingen, Toronto, Seattle. Hans Huber. ISBN 978-3456828312.

MAIR, A. – MAYER-KLEINER, R. 2007. Belastung pflegender Angehöriger und Ein-schätzung der Pflegebedürftigkeit von Demenzkranken. Hall in Tirol: Magisterarbeit am Institut tur Pflegewissenschaften der Privaten Universität für Gesundheitswissenschaften, Medizinische Informatik und Technik, 2007. 51s.

NICE/National Institute for Health and Clinical Excellence (2007): Dementia. A NICE-SCIE Guideline on supporting people with dementia and their carers in health and social care. The British Psychological Society/The Royal College of Psychiatrists. Download vom 20.12.2012 von http://www.nice.org.uk/gui-dance/index.jsp?action=byID&o=10998

ÖSTERREICHISCHES BUNDESINSTITUT FÜR GESUNDHEITSWESEN (ÖBIG) 2005. Situation pflegender Angehöriger, Endbericht. URL:http://www.bmsk.gv.at [22.12.09]

ÖIV (Österreichisches Institut für Validation) (2012): Pilotprojekt Schulung und Empowerment von (pflegenden) Angehörigen von Demenzkranken im extramuralen Bereich auf Basis gesundheitsfördernder Konzepte. http://oei-validation.at/projekte/item/186-sich-im-alltag-helfen-können, Zugang am 11.02.2013

ÖSTERREICHISCHER RECHNUNGSHOF. 2009. Pensionsversicherungsanstalt: Vollzug des Bundespflegegeldgesetzes.

http://www.rechnungshof.gv.at/berichte/ansicht/detail/pensionsversicherungsanstalt-vollzug-des-bundespflegegeldgesetztes.html (27.09.2009)

PAIKERT, V. Beratung als Dienstleistung ,in: Die Schwester/Der Pfleger 4/2000, S. 301-305

POCHOBRADSKY, E. - BERGMANN, F. - BRIX-SAMOYLENKO, H. - ERFKAMP, H. – LAU, R. / ÖBIG 2005. Situation pflegender Angehöriger. Endbericht. Im Auftrag des Bundesministeriums für Soziale Sicherheit, Generationen und Konsumentenschutz. Download vom 20.12.2012 von http://www.uni-graz. at/ukidabww_bmask_studie_situation_pflegender_angehoeriger.pdf

REICHEL, R. (o.D.). Beratung kann mehr. Download vom 20.12.2012 von http://www.uzahlner.at/arti¬kel-beratung-kann-mehr.pdf

SCHAEFFER, D. – WINGENFELD, A. – BÜSCHER, A. 2008. Das neue Begutachtungsassessment zur Feststellung von Pflegebedürftigkeit. Anlagenband. Bielefeld/Münster.

URL: https://www.gkv-spitzenverband.de/upload/Abschlussbericht_25.03.08_

1652.pdf [21.07.09]

SCHOBER,D. SCHOBER, CH. KABAS,J. 2007 Evaluierungsstudie über das Pilotprojekt „Beratungscheck – Fachliche Erstberatung für Pflegebedürftige und ihre Angehörigen". Wien, Institut für interdisziplinäre Nonprofit Forschung an der Wirtschaftsuniversität Wien18s.

SEIDL, E. – WALTER, I. 2012: „Wenn man mich fragt". Eine Untersuchung zur Lebensqualität demenzkranker Menschen im Pflegeheim. Wien. Maudrich. ISBN 978-3708606941

SOZIALMINISTERIUM: 2014. Beratung von Angehörigen von Menschen mit Demenz-ein Beitrag zur Lebensqualität von Menschen mit Demenz zu Hause. ISBN: 978-3-85010-362-6

TOELLER, M. Schulung und Diabetikerbetreuung. In: Waldhäusl W., Gries F. A. (2001): Diabetes in der Praxis. 2. Auflage. Berlin, Heidelberg, New York. Springer, ISBN 3870530626.

VOGEL, H. – KULZER, B. 1997. Patientenschulung bei Diabetes mellitus. Konzepte und empirische Befunde. In: Petermann, F. 1997. Patientenschulung und Patientenberatung. Göttingen, Bern, Toronto, Seattle: Hogrefe, 1997. 24ffs. 233s. 236ffs. 241ffs. 245ffs. ISBN 3-8017-0623-0.

WINGENFELD, A. – BÜSCHER, A. – GANSWEID, B. 2008. Abschlussbericht zur
Hauptphase 1: Entwicklung eines neuen Begutachtungsinstruments. Das neue
Begutachtungsassessment zur Feststellung von Pflegebedürftigkeit.
Bielefeld/Münster.

URL: https://www.gkv-spitzenverband.de/upload/Abschlussbericht_25.03.08
[21.07.09]

ZWEIMÜLLER, B. 2007. Sind wir im Alter gut versorgt? Gesellschaftliche
Perspektiven und ökonomische Rahmenbedingungen. Linz: Trauner Verlag, 2007.
40-41s. 51s. ISBN -10: 3854992599

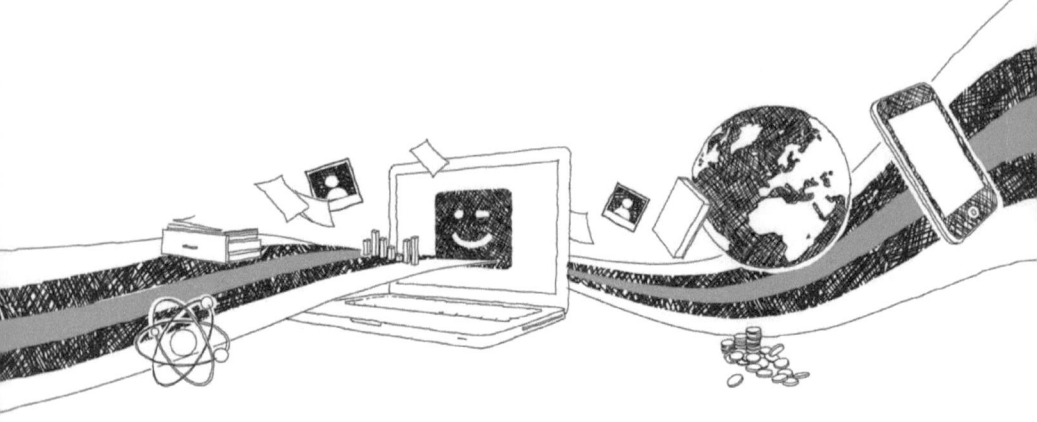